I0074741

T 41
C
106

Couturier

ÉTAT SANITAIRE

DE

LA VILLE DE PAU

— ❦ —

RAPPORT A M. LE MAIRE

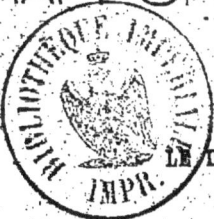

PAR

LE Dr E. CAZENAVE DE LA ROCHE

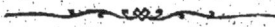

— ❦ —

Πc $\frac{41}{106}$

PAU

IMPRIMERIE ET LITHOGRAPHIE VERONESE

RUE DES CORDELIERS (IMPASSE LA FOI)

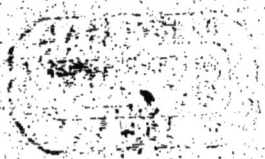

ÉTAT SANITAIRE

DE

LA VILLE DE PAU

~~~~~

RAPPORT A M. LE MAIRE

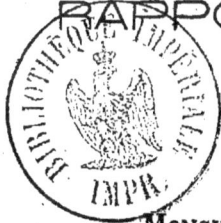

~~~~~

BIBLIOTHÈQUE IMPÉRIALE IMPR.

DÉPÔT LÉGAL. BASSES-PYRÉNÉES N° 41 1868

MONSIEUR LE MAIRE,

Aujourd'hui que la ville de Pau, pleinement édifiée sur la nature de ses intérêts, est définitivement entrée dans la voie de progrès que lui impose le rang qu'elle occupe désormais parmi les résidences médicales, je considère comme un devoir pour chacun de nous, de signaler à l'autorité compétente les améliorations qu'il reste encore à réaliser, en vue d'accroître et de justifier la réputation climatérique dont jouit notre cité. L'appel que je fais ici m'est exclusivement inspiré par une pensée d'intérêt général; il me suffira, pour en démontrer l'opportunité, de faire observer que les capitaux engagés jusqu'à ce jour dans la construction, et l'appropriation des maisons et villas affectées à la location pour la colonie étrangère, ne s'élèvent pas à moins de Deux Cents Millions. Les chiffres ont leur éloquence; je me borne donc à livrer ce document aux sages réflexions de mes concitoyens.

Profondément pénétré de la haute importance d'une situation, qui engage le présent et l'avenir de ma ville natale, je viens, monsieur le Maire, apporter à l'œuvre commune mon modeste tribut, et soumettre à votre judicieuse appréciation un ensemble de mesures, et de réformes hygiéniques, dont l'adoption me paraît devoir placer d'un seul coup la ville de Pau en tête des stations conseillées par la médecine, et recherchées par les malades.

Attirer l'étranger à Pau et l'y retenir le plus longtemps possible, en lui rendant le séjour salutaire et agréable : tel est à mes yeux le double but que notre ville doit se proposer d'atteindre. Là doivent tendre tous ses efforts, car en définitive c'est en cela que se résume son industrie vitale. Or, pour remplir cette double indication, que faut-il ? Demandez plutôt à cette frileuse colonie de malades qui, dès les premiers froids, émigre du Nord vers les régions aimées du soleil, quitte les bords brumeux de la Tamise, les régions glacées de la Russie, et s'empresse de fuir l'atmosphère viciée des grandes villes, demandez à tous ces étrangers ce qu'ils viennent chercher à Pau. « Un air pur et du soleil », vous répondront-. Eh bien ! en arrivant dans notre cité, le malade trouve-t-il la satisfaction de ses désirs ? La ville de Pau a-t-elle, dans l'étendue de son initiative, pris toutes ses dispositions, réuni tous ses efforts pour répondre à son attente ? Nul certainement n'apprécie mieux que moi les importants travaux de salubrité, et les précieux embellissements, qui se sont accomplis jusqu'à ce jour sous l'intelligente initiative de l'administration municipale, secondée du généreux concours des habitants. Mais la ville de Pau a-t-elle entièrement rempli la tâche, qui lui incombe en tant que station médicale ? Et, si une partie du programme a été réalisée, l'a-t-elle été dans un sens conforme aux indications de l'hygiène publique ?

Telles sont les questions que je me propose d'examiner dans le cours de ce travail, avec l'indépendance du médecin, et l'ardent désir d'être utile à mon pays.

La nature a doté la ville de Pau d'un climat essentiellement salubre; ainsi que quelques Climatologistes, déjà depuis longtemps j'ai cherché à en démontrer les titres thérapeutiques (1). Aujourd'hui, en

(1) *Appréciation climatérique de la ville de Pau.* — 1855.

dépit des détracteurs (au mérite seul le privilége d'en avoir), le ciel Béarnais a gagné sa cause devant la médecine, et devant l'opinion publique. De ce côté, nul sujet de préoccupations. Il importe maintenant de rechercher, si cette atmosphère qui nous arrive si pure, et si saine de l'Océan et des Pyrénées, ne se trouve pas accidentellement altérée dans ses conditions premières de salubrité, par des causes inhérentes aux dispositions qui ont présidé à l'économie intérieure de notre cité.

Égoûts — Le point vers lequel doivent tout d'abord se porter nos regards est celui qui concerne les égoûts, et leur mode d'installation.

La question des égoûts a de tout temps été l'objet de l'attention, je dirai même, de la sollicitude de l'édilité urbaine. On comprend, en effet, l'énergique influence que doit nécessairement exercer sur les conditions sanitaires de l'air atmosphérique un réseau plus ou moins étendu de canaux souterrains ou découverts, qui charrie à travers la ville, des résidus détritiques, mêlés à des eaux ménagères et excrémentitielles. Sans remonter aux fameux Cloaques des Tarquins (*Cloaca maxima*), ou aux égoûts des censeurs Caton et Flaccus, dont la Rome impériale conserve encore les imposantes ruines, Paris, avec ses 80,000 mètres de canaux souterrains aussi habilement construits que merveilleusement distribués, ne nous donne-t-il pas la preuve la plus manifeste de la haute importance, que l'hygiène publique attache à cette branche de l'hydrographie urbaine ? Malheureusement, il faut bien le reconnaître, les égoûts de notre ville, par l'étendue de leur développement pas plus que par leur mode d'installation, ne rappellent en rien la splendeur monumentale de l'ancienne Rome, ni les grands travaux de notre métropole. N'est-il pas véritablement inconcevable que la ville de Pau qui, dans ces vingt dernières années, a progressé avec une rapidité peut-être sans exemple dans l'histoire des villes de France, en soit encore à se servir du même système d'égoûts, qui fonctionnait il y a près d'un siècle, c'est-à-dire à l'époque où comparativement notre cité n'était qu'un grand village ? On peut vérifier le fait, en consultant à la Mairie, la carte des égoûts de la ville dressée, en 1773 par l'ingénieur hydrographe Moisset, et l'on verra, qu'à l'exception de quelques artères annexées ultérieurement, il y a identité entre le passé et le présent. Sans parler de l'insuffisance de leur capacité, ces canaux de conduite se trouvent aujourd'hui dans des conditions essentiellement défectueuses, et étrangères aux nombreux perfectionnements, qui ont été successivement apportés dans la construction de cette branche de l'hydrographie urbaine. La capacité des égoûts ayant été calculée sur la quantité d'eau qu'ils reçoivent ordinairement, et non sur celle qu'il leur est possible de recevoir accidentellement, par les pluies d'orage par exemple, il survient dès-lors des engorgements, des obstructions qui amènent leur rupture, et cela d'autant plus facilement, que les canaux ne suppléent, ni par leur nombre ni par leur inclinaison, à l'insuffisance de leur diamètre.

Veut-on une preuve des graves inconvénients, qui peuvent résulter de cet état de choses?

Le 20 mai dernier, un orage éclate à Pau, avec la violence traditionnelle dans le midi. Tous les égoûts sont subitement envahis par une énorme quantité d'eau, que leur défaut de capacité ne leur permet pas de laisser passer; les eaux refoulent du grand égoût dans les branches collatérales des maisons particulières, affluent dans les caves, dont elles soulèvent les dalles qui cèdent à la pression, et il se produit dans certaines demeures, que je pourrais citer, une véritable inondation, dont le niveau atteint jusqu'à 15 centimètres de hauteur. Ai-je besoin d'insister sur l'action délétère, que la stagnation plus ou moins prolongée de cet épanchement liquide, peut exercer sur les conditions de salubrité des points où il se produit?

On a cru pouvoir remédier au mal, en élargissant les bouches d'égoûts : on n'a fait que l'augmenter; car, plus l'entrée ouverte aux eaux pluviales sera large, plus la quantité d'eau qui pénètrera dans les tuyaux des conduits sera considérable, et moins ces tuyaux suffiront à la charge.

Pour ces motifs, le système d'égoûts actuels doit donc disparaître, comme insuffisant et défectueux. J'apprends de source certaine, qu'il entre dans les vues de l'administration municipale d'effectuer cette réforme; j'appelle de tous mes vœux la réalisation de ces travaux, dont l'importance est capitale, au point de vue de la salubrité publique de notre ville (1).

Je ne saurai terminer les observations, qu'il me reste à faire concernant nos égoûts, sans dire quelques mots du Hédas, de ce grand collecteur qui n'était, il y a quelques années encore, qu'un fossé fangeux et infect, dont la malveillance et des rivalités jalouses se sont plu à exagérer l'influence morbigène. Aujourd'hui, grâce aux louables efforts de l'autorité, ce cours d'eau a été rectifié dans son parcours, endigué ; son radier dallé ramène au thalweg, par sa forme concave, les matières détritiques qu'il charrie. Mais, si l'indication hygiénique a été remplie, si les quartiers de la ville que traverse le Hédas, ont été assainis, et se trouvent désormais à l'abri du méphitisme; si, en un mot, le côté utile de cette importante question a été résolu, ne conviendrait-i. pas de soustraire aux regards des étrangers la limpidité douteuse de ce ruisseau, en établissant une voûte tout le long de son parcours. Cette question fut, il y a quelques années, portée devant le conseil d'hygiène, et posée dans les termes suivants : Y avait-il un avantage sanitaire à couvrir le Hédas, ou valait-il mieux le laisser à ciel ouvert ? Un instant, la première de ces deux propositions semblait avoir prévalu aux yeux de la commission ; des fonds avaient été votés ; on avait déjà même mis la main à l'œuvre, lorsqu'il se produisit au sein du comité des craintes peu fondées selon moi, sur les dangers qu'il y. aurait à emprisonner les émanations méphitiques, rendues plus actives par la concentration, et sur la possibilité de leur refoulement, sous l'action du vent d'ouest. Le projet fut abandonné. Je n'ai pas à me prononcer sur la valeur des raisons qui entraînèrent cette détermination; qu'il me suffise d'indiquer les mesures qu'il y aurait à prendre, pour calmer toute appréhension à cet égard. On établirait de distance en distance, le long du parcours du Hédas, des cheminées d'aérage, des tuyaux d'évent, qui s'adosseraient aux constructions riveraines, et dont le faîte dépasserait la toiture. De plus, en conduisant l'excédant des eaux, qui ont servi à l'irrigation urbaine, dans ce grand collecteur des égoûts de la

(1) Sans avoir la prétention d'éclairer l'administration sur les règles à suivre dans l'installation d'un bon système d'égoûts, qu'il me soit per-permis de signaler à son attention les ouvrages de Gaultier de Claubry, Demolins et Beaugrand, qu'elle pourra consulter avec fruit.

ville, on s'assurerait ainsi une chasse d'une puissance suffisante, pour imprimer à ce cours d'eau, un écoulement plus rapide que celui qu'il a actuellement. De cette façon, convenablement curé, bien dallé et voûté, le Hédas pourrait être transformé en un boulevard planté d'arbres, et destiné à faciliter l'aérage et l'entretien de l'égoût central.

Latrines et Venelles. — J'aborde maintenant une question, qui de tout temps a été l'objet des sérieuses préoccupations de l'administration. Je veux parler de l'état où se trouvent les fosses d'aisances de la ville. Certainement, je suis loin de méconnaître à cet égard toutes les améliorations qui ont été réalisées jusqu'à ce jour. Il suffit, pour en apprécier l'étendue, de se reporter seulement quelques années en arrière, et de comparer les conditions actuelles de nos fosses d'aisances avec le déplorable système de venelles, qui était autrefois en vigueur dans notre ville. Néanmoins, tout en rendant justice à ce qui a été fait, il ne faut pas se dissimuler qu'il nous reste encore beaucoup à faire. Il s'en faut, en effet, que toutes les venelles aient disparu ; l'odorat s'en aperçoit amplement quand, par les jours de Siroco, on parcourt les anciens quartiers. La chaleur humide, qui est la caractéristique de notre climat, active le dégagement du sulfhydrate d'ammoniaque et de l'hydrogène sulfuré, dont l'action nocive se révèle sur l'organisme en produisant le *Plomb* et la *Mitte*. On ne peut légalement contraindre les propriétaires des vieilles maisons encore pourvues de venelles, à faire disparaître ce triste vestige d'une époque, où l'hygiène était dans l'enfance ; mais on pourrait du moins obvier aux graves inconvénients résultant de cet état de choses, en allouant, par mesure de police sanitaire, aux propriétaires des dites maisons, une quantité d'eau suffisante, pour qu'ils puissent pratiquer dans leurs venelles, de grandes et fréquentes irrigations.

Pour ce qui est des venelles, qui vont se dégorger dans le Hédas, il en est plusieurs dont les tuyaux de conduite n'aboutissent pas jusqu'à ce collecteur. Je serai d'avis que l'on prolongeât les tuyaux, et qu'au point où ils s'anastomosent avec l'égoût principal, on disposât une soupape hermétiquement appliquée à l'orifice de jonction, qui basculerait sous la pression des matières, pour reprendre immédiatement sa position horizontale. Ce mode de syphonnement permettrait l'arrivée des liquides, et s'opposerait au refoulement des émanations. A ce propos, je dois avertir l'administration de veiller à ce que l'endroit où viennent se perdre les matières détritiques, ne soit pas trop voisin des sources d'eaux potables, dont elles pourraient, par voie d'infiltration, altérer la pureté, ainsi que le fait s'est déjà produit.

Le déplorable système des venelles étant à tout jamais condamné, et celui des fosses fixes lui ayant été généralement substitué, je ne saurais trop recommander à l'autorité compétente de veiller, dans la limite de son initiative, à ce que ces fosses soient construites, d'après les règles que nos connaissances en hygiène privée nous ont signalées, comme les plus favorables pour combattre le méphitisme : la structure vicieuse des latrines étant le fléau des habitations particulières. D'ailleurs ces règles, on les trouve inscrites dans tous les traités d'hygiène.

Je terminerai ce qui a trait à cette partie de mon travail, en émettant le vœu que tous les lieux d'aisance soient munis d'appareils inodores.

Marchés. — La première indication a remplir pour qu'un marché aux poissons, ou aux légumes, présente de bonnes conditions d'hygiène, découle 1° du choix de son emplacement. Il faut qu'il soit situé dans un quartier largement ventilé, suffisamment éloigné des agglomérations de constructions ; 2° qu'il soit aéré par le haut ; 3° pourvu de fontaines qui permettent de pratiquer quotidiennement de grands lavages, en vue d'entraîner les détritus végétaux et animaux.

Notre marché aux poissons situé dans le quartier de la Vieille-Halle, et notre marché aux légumes placé sous les voûtes closes de la Nouvelle-Halle, réunissent-ils tous les deux les conditions prescrites ? Évidemment non.

Marché aux poissons. — Notre marché aux poissons surtout, qui se trouve encaissé dans la partie de la ville la plus resserrée, dans un square étroit, qu'entoure une ceinture de hautes et vieilles maisons, bâties sur arcades. C'est sous les voûtes sombres, basses et

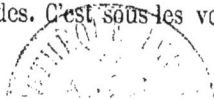

étroites de ces galeries, que se trouve entassé le poisson destiné à l'approvisionnement de la ville ; et, pour peu que la température atmosphérique s'y prête, toutes les conditions se trouvent réunies, pour que la fermentation putride s'établisse. Que l'on remarque bien que, je ne fais pas même entrer en ligne de compte, le contingent d'émanations délétères, qui se dégagent de l'étal des bouchers, débitant côte à côte leur marchandise, avec des marchands de poisson, de volailles et de gibier. Que peuvent, je le demande, des irrigations et des lavages à grandes eaux, contre des éléments de méphitisme aussi multipliés et aussi actifs, surtout avec un système de pavage, qui favorise d'une façon merveilleuse, l'arrêt et la stagnation des matières détritiques ?

Marché aux légumes. — Je ne serai pas plus indulgent à l'égard de notre marché aux légumes. Confiné sous l'enceinte close par le haut, et le long des galeries voûtées de la Nouvelle-Halle, il encourt à mes yeux, les mêmes reproches d'insalubrité, que j'adresse au marché aux poissons. Pour s'en convaincre, Il suffit de pénétrer dans l'intérieur de ce bâtiment, le matin à l'heure de l'approvisionnement : on y respire un air tepide, lourd, chargé d'émanations *sui generis*, qui oppressent, et impressionnent désagréablement l'odorat. Quant aux lavages et aux balayages prescrits par la police sanitaire, pour débarrasser le sol des débris végétaux, le mode de construction et de distribution intérieure du bâtiment rend l'exécution de cette mesure à peu près impossible, ou du moins nuisible. Les nuages de poussière aveuglante, et les vapeurs humides ne trouvant pas d'issue, se déposent et se condensent nécessairement sous les voûtes de cette vaste enceinte fermée. Or, dans l'état actuel des choses, pour obvier aux graves inconvénients que je signale, et qui offensent directement l'hygiène publique, il faudrait établir le marché, le long du pourtour extérieur de la Halle. Je ne pense pas que cette exhibition de paniers de légumes et de fruits, combinée avec l'encombrement des vendeurs et des acheteurs, contribuerait sensiblement à embellir ce monument, déjà si disgracieux et si lourd par lui-même. — On m'assure que l'administration, frappée sans doute des objections précitées, était dans l'intention de transporter les deux marchés dans un local plus en harmonie avec les prescriptions hygiéniques. C'est un nouveau vœu à ajouter à ceux déjà émis, et que j'émettrai encore dans l'examen des *desiderata* relatifs à notre économie urbaine.

Du reste, si l'emplacement du marché aux légumes est mauvais, le bâtiment qui l'abrite est lui-même, non-seulement défectueux au point de vue architectural, mais essentiellement inutile et encombrant. Trop restreinte pour servir plus longtemps d'Hôtel-de-Ville, la Nouvelle-Halle occupe un emplacement qui, selon moi, devrait être affecté à l'installation d'un *Jardin Botanique*, à l'instar de ceux que possèdent la plupart des villes de France et de l'Etranger. Primitivement destiné à servir de halle au blé, branche de commerce aujourd'hui sans importance à Pau, ce bâtiment désormais condamné par l'hygiène, comme marché aux légumes, et par l'insuffisance de ses proportions, comme Hôtel-de-Ville, doit donc disparaître, et céder la place à des plantations qui, tout en assainissant l'air, deviendraient pour la colonie étrangère une heureuse et utile compensation de la perte de la Place Royale, transformée aujourd'hui en rue, par la double rangée de hautes maisons que l'administration a laissé construire. Débarrassée de ce monument, la ville pourrait acheter le Couvent des Ursulines, qui deviendrait la Préfecture, et les bâtiments qui servent aujourd'hui de Préfecture, seraient avantageusement remplacés par un Hôtel-de-Ville, plus digne de notre cité que celui qu'elle possède actuellement.

Pavage. — Un mot sur nos pavés. Notre système de pavage est mauvais, et essentiellement en opposition avec les exigences, que présente une résidence médicale. En formulant mon opinion sur cette branche de l'économie urbaine, je ne crois pas sortir du terrrain de l'hygiène pure. Il est en effet admis par tout le monde, que le pavage d'une ville exerce sur ses conditions sanitaires une influence capitale : ce revêtement pierreux s'interposant comme une barrière entre l'air ambiant et les émanations plus ou moins délétères du sol. Avant le pavage de ses rues, Paris était soumis à des fièvres intermittentes, qui prélevaient chaque année un large tribut sur sa population. Dans le pavage du sol, il y a deux points à considérer : d'abord, le revêtement pierreux, dont je viens d'indiquer le rôle hygiénique ; en second lieu, le mode suivant lequel ce pavage a été établi. Or, c'est sur ce second point de la question que je désire attirer l'attention de l'administration. Eh bien ! je le dis à regret, le système adopté jusqu'à ce jour est déplorable. Cette réunion de petits galets, pointus, inégaux, mal liés entr'eux par une couche de graviers, rend la marche pénible, douloureuse même, par les aspérités et les angles saillants ou rentrants qu'elle présente. Nos pieds Béarnais habitués dès notre enfance à circuler sur cette surface raboteuse, ont pour eux les bénéfices de la tolérance : mais en est-il de même pour des pieds exotiques, accoutumés aux pavés larges et unis des grandes villes, pour des malades dont l'état de faiblesse rend déjà la marche bien assez difficile. Je serais injuste, si je ne rendais ici un nouvel hommage aux louables efforts que l'édilité Béarnaise a tentés jusqu'à ce jour, et tentera, j'en ai la certitude, pour atténuer les inconvénients, que présente notre pavage actuel. Je sais que le budget de la commune est grevé chaque année d'une somme relativement très élevée, affectée à l'amélioration de cette branche de notre économie urbaine. Aussi je me borne à encourager l'autorité à multiplier les essais déjà nombreux qu'elle a faits, pour atteindre le but désiré.

Je ne quitterai pas ce terrain, sans appeler plus particulièrement l'attention sur le pavage de la rue du Lycée, si mal partagée sous ce rapport, de cette importante artère, que j'appellerais presque nourricière, car elle dessert le quartier, qui a été le point de départ de la fortune de notre cité, et qui est aussi le plus privilégié de la ville, au point de vue de l'exposition et de la salubrité. A ce titre, il me semblerait utile, que l'administration s'imposât quelques sacrifices, et dotât cette rue d'un système de pavage qui, tout en favorisant la marche des piétons, fût de nature à assourdir le bruit des voitures et des chevaux.

Boues. — Enfin, pour en terminer avec cette question de voirie, qu'il me soit permis d'exprimer un désir dont l'administration, je n'en doute pas, appréciera la justesse : jusqu'à ce jour, les tombereaux chargés de l'enlèvement des boues et des matières détritiques ne circulent dans la ville que trois fois par semaine. Il y aurait à mes yeux urgence, à ce que cette opération sanitaire se fît plus fréquemment.

Des Eaux. — De tout temps, les peuples se sont préoccupés de s'assurer la jouissance de l'eau nécessaire à leur boisson, et aux autres usages de la vie. Aussi les voyons-nous choisir de préférence les contrées qui avoisinent les cours d'eau et les sources, pour y construire leurs villes et leurs villages; et lorsque des considérations stratégiques ou commerciales les obligent à bâtir leurs cités, loin des fleuves ou des rivières, ils s'efforcent de rapprocher les distances, à l'aide de ces grands travaux hydrauliques qui, après plusieurs siècles, nous confondent encore d'étonnement par leurs colossales proportions. Dans l'antiquité, les Romains avec leurs gigantesques aqueducs, au Moyen-Âge, les Arabes avec leurs merveilleux réseaux de canaux souterrains, ne nous démontrent-ils pas la haute importance qu'ils attachaient à cette branche de l'hygiène publique ? Les aqueducs de Roquefavour et de la Dhuys en France, celui de Losoya en Espagne, et tant d'autres ailleurs, témoignent amplement que les peuples modernes ne sont pas restés stationnaires dans la voie que leur ouvrirent jadis des races aujourd'hui disparues ? Fidèle à l'exemple traditionnel, notre ville devait songer, elle aussi, à assurer son alimentation d'eau dans des conditions en harmonie avec les exigences, que son importance de jour en jour croissante lui imposait. Elle ne devait pas avoir de préoccupations bien sérieuses à ce sujet; car si la cité Béarnaise a été privilégiée par la nature, sous le rapport de l'air, elle ne l'a pas moins été sous le rapport de ses eaux. A ses pieds, coulent les eaux fraîches et abondantes d'une rivière torrentielle, le Gave; au niveau des assises supérieures du plateau sur lequel se trouve bâtie notre ville, s'étend à une faible profondeur une nappe d'eau, courant de l'est à l'ouest, avec une pente d'environ cinq centimètres par mètre, et dont les fontaines de Trespoey, Mulot, Chourrot, Marlères, et surtout la Fontaine de Pau, ne sont que des manifestations accidentelles. La bonne qualité de ces différentes sources, filles d'une même mère, est de notoriété publique : fraîches, légères à l'estomac, aérées, limpides, d'une saveur franche, sans caractère spécial, sensiblement diurétiques.

En présence de richesses hydrométriques aussi exceptionnelles, d'une exploitation si facile et si peu dispendieuse, on se demande avec surprise, quels purent être les motifs qui décidèrent l'édilité béarnaise à faire venir, de loin et à grands frais, ce qu'elle avait sous la main et à bon marché. Je n'ai pas à me prononcer sur la valeur des raisons purement administratives sans doute, qui entraînèrent l'adoption du système hydraulique, qui nous a valu les eaux du Néez; mais comme médecin hygiéniste, il m'appartient d'examiner, si ces eaux justifient par leurs qualités physiques et chimiques, les sacrifices considérables que la ville a dû s'imposer, pour s'en assurer la jouissance. Eh bien ! j'ai le regret de le dire, quelques années d'expérience ont suffi à démontrer surabondamment que ces eaux n'offraient pas les conditions requises, pour constituer des eaux potables de bonne nature : car l'eau du Néez est privée d'air, lourde, crue, froide, et d'une limpidité essentiellement aléatoire. De cette appréciation qualitative des eaux qui alimentent aujourd'hui notre ville, j'écarte la part d'altération imputable à la manière plus ou moins défectueuse dont les tuyaux de conduite ont été construits : cette question n'étant pas de ma compétence « *Adhuc sub judice lis est* »; mais je n'hésite pas à déclarer, que le projet qui a prévalu, devait soulever tout d'abord une objection capitale, qui devait le faire rejeter. Cette objection découle de la véritable origine du Néez. En effet, le Néez n'est point, comme on l'a cru à tort, un cours d'eau indépendant et libre de toute affiliation avec le Gave d'Oloron; mais bien une simple dérivation de ce dernier, et, à ce titre, nécessairement soumis aux éventualité de louchissement, que le Gave subit périodiquement chaque année à la fonte des neiges, et accidentellement, à la suite des orages et des grandes pluies. Bien que cette opinion soit aujourd'hui définitivement acquise à la science, je sais qu'il est encore certains esprits qui, s'appuyant sur une erreur avancée par Palassou, soutiennent un avis contraire; je crois devoir, pour les convaincre de leur erreur, entrer dans quelques considérations purement géologiques.

Le Néez n'est pas un cours d'eau indépendant et isolé, mais bien une dérivation du Gave. En voici les preuves :

L'œil du Néez est situé, on le sait, à quelque distance de la grotte de Rebénac. Cette excavation géologique, dont la profondeur souterraine nous est inconnue, correspond par son axe avec deux autres grottes, celles de St-Michel et d'Izeste, formant ainsi une triade géologique, située sur le parcours souterrain du Néez. Ce point une fois établi, examinons ce que deviennent les arguments de Palassou, et de ceux qui ont conclu avec lui à l'indépendance du Néez.

L'illustre naturaliste, à la recherche du problème hydrographique qui nous occupe, ayant observéq, u'il arrivait que la pluie et les orages troublaient la limpidité des eaux du Gave, sans que ce louchissement se produisit simultanément sur les eaux du Néez', fut rationnellement conduit à conclure, qu'il y avait indépendance entre ces deux cours d'eau. Il se crut d'autant plus fondé dans cette manière de voir, que l'exploration géologique des terrains compris entre le Gave et le Néez, révèle l'absence complète de graviers et de couches sablonneuses, susceptibles de servir de filtres naturels aux eaux deviées du gave. La conclusion de Palassou serait parfaitement exacte, si l'existence des excavations de St-Michel, Izeste et Rébénac signalées plus haut, ne venait la détruire. En effet, disposées par la nature sur le parcours souterrain du Néez, ces trois excavations sont autant de réservoirs que traversent cette rivière, et dans les profondeurs desquels ses eaux sont soumises à un travail de sédimentation, dont leur épuration est une des conséquences naturelles. Maintenant, comme ce travail de décantation exige, pour pouvoir s'effectuer, certaines conditions subordonnées à la plus ou moins grande rapidité du courant, et à la plus ou moins grande abondance des eaux, on comprend qu'il ne pourra physiquement se produire, si la rapidité du courant est trop violente, ou si l'abondance des eaux est trop considérable. C'est précisément ce qui arrive pendant l'hiver, lorsque les pluies dans la montagne sont abondantes et continues, ou, dans les autres saisons de l'année, à la suite des grands orages ou des trombes d'eau. Altérées dans leur limpidité, et accrues dans leur volume, les eaux torrentielles du Gave font irruption dans les profondeurs insondables des réservoirs qu'elles traversent avec impétuosité, et en ressortent à l'œil du Néez telles qu'elles y avaient pénétré; aussi est-ce dans ces conditions de limpidité plus que douteuse, que cette eau nous arrive dans nos demeures, et est servie sur nos tables.

Je n'insisterai pas plus longtemps sur ce point d'hydrographie; la question est définitivement jugée : le Néez dérive du Gave. Il est malheureusement regrettable pour nos finances, qu'avant de s'empresser de donner la préférence à un système d'alimentation hydraulique aussi dispendieux, on ne se soit pas préalablement livré à une étude plus approfondie de la question, en s'éclairant de tous les documents que des hommes spéciaux, et versés dans cette branche des sciences physiques, étaient seuls en même de fournir. Il est présumable que les observations, qui ont servi de base au projet adopté, n'ont porté que sur une période limitée de l'année, sans doute, à la fin du printemps et au commencement de l'été ; or, à cette époque, la fonte des premières neiges, c'est-à-dire de la zône des neiges inférieures, a déjà eu lieu ; les calcaires lavés et mis à nu laissent passer les eaux, qui proviennent de la fonte des neiges supérieures, sans altérer leur limpidité au passage, et conséquemment, sans déterminer de louchissement dans les eaux du Néez. Si ces observations eussent été faites plutôt, en Avril par exemple, tout porte à croire que le projet qui a prévalu, n'aurait pas été adopté avec le même enthousiasme ; car le magma que forment, au moment de leur fonte, les neiges inférieures, par leur mélange avec les terres d'alluvion déposées au pied des montagnes, trouble profondément la transparence des eaux, en les rendant louches et fangeuses.

A ce propos, on ne peut réellement pas s'empêcher de regretter l'étrange abus, qui a été fait des deniers de la commune, quand on songe que, pour une somme moitié moindre, il eût été si facile d'établir, au pied de la ville, le long du bord du Gave, une machine élévatoire, une sorte de roue-turbine, ainsi que j'en ai vu fonctionner au Mans et à Paris, à l'aide de laquelle on eût fait monter les eaux du Gave jusqu'au plateau de notre ville. La réalisation de ce projet aurait eu le double avantage de ménager nos finances, qui en ont bien besoin ; en second lieu, de nous donner une quantité d'eau tout aussi abondante que celle fournie par le Néez, mais d'une qualité supérieure.

On sait, en effet, qu'un cours d'eau naturel pénètre presque toujours par voie d'infiltration au-dessous de son lit, tout en s'étendant au-delà de ses deux rives ; de telle sorte que, suivant la nature des terrains, il peut exister à une certaine profondeur, une nappe souterraine, une véritable nappe inférieure, dont les eaux sont susceptibles d'être plus clarifiées, que ne le sont les eaux de la nappe supérieure. Or, tout fait supposer que cette donnée d'hydrographie se trouve vérifiée dans la vallée du Gave, et que la nappe d'eau, qui alimente les puits de Gelos et de Jurançon, provient de cette même nappe inférieure d'infiltration, que la machine élévatoire proposée, aurait pour mission de conduire, et de distribuer dans notre ville.

En attendant que des études sérieuses de ce projet viennent en démontrer les avantages, on pourrait utiliser les travaux hydrauliques accomplis, en affectant les eaux du Néez à l'entretien exclusif des rues et des égoûts, en un mot, à toutes les indications de nature purement sanitaire.

Quant au service alimentaire des eaux potables, il serait fait comme avant l'adoption des eaux du Néez, par les fontaines de Pau, dont le débit fournirait amplement aux exigences de la population.

Jusqu'ici je ne me suis exclusivement occupé que des mesures hygiéniques à prendre, ou des réformes sanitaires à réaliser, à l'intérieur de la ville de Pau; mais la tâche du médecin hygiéniste ne se borne pas là. Il me reste à examiner, si les conditions qui régissent les environs de notre cité, sont conformes aux prescriptions réclamées par la salubrité, et s'il n'y aurait pas des travaux d'assainissement à exécuter, en vue d'éteindre des foyers de méphitisme, susceptibles de porter, par voie de voisinage, une atteinte indirecte à l'état sanitaire de notre ville.

Curage des cours d'eau du Pont-Long. — Je signale tout d'abord à l'attention de l'administration, comme une mesure hygiénique urgente, le curage des nombreux cours d'eau qui sillonnent le Pont-Long, plus particulièrement de ceux qui coulent dans un rayon assez rapproché de la ville. Négliger de remplir cette indication sanitaire, serait donner des armes à une théorie récente, qui tendrait à faire de notre cité, et de ses environs un foyer d'émanations paludéennes.

Drainage de la plaine de Jurançon. — En second lieu, j'attache une importance non moins grande au drainage de la plaine de Jurançon. Il n'y a pas encore bien longtemps, cette localité ne possédait que quelques modestes habitations de paysans; aujourd'hui d'élégantes et luxueuses villas, ornées de jardins anglais, ont remplacé l'humble chaume et le simple potager.

Il me paraît du devoir de l'administration de favoriser, dans les limites de ses attributions, un mouvement progressif aussi nettement prononcé. Or, c'est en modifiant les conditions hygrométriques de cette plaine d'alluvion, en diminuant la trop grande activité des sources d'humidité, qui caractérisent cette partie de notre banlieue, que l'on atteindra le but désiré. A cette fin, on doit pratiquer de grands travaux de drainage dans cette circonscription territoriale, y multiplier les plantations. « Les racines ramifiées à l'infini, dit M. Chevreul, *dans » son intéressant mémoire sur plusieurs réactions qui intéressent la*

» *salubrité des cités populeuses,* enlèvent à la terre qui les touche l'eau
» avec des matières organiques, et des sels que ce liquide tient en so-
» lution, rompant l'équilibre d'humidité des couches terrestres : dès-
» lors, en vertu de la capillarité, l'eau se porte des parties terreuses
» les plus humides à celles qui le sont le moins, en raison de leur con-
» tact avec les racines, et ces organes deviennent ainsi la cause occa-
» sionnelle d'un mouvement incessant de l'eau souterraine, très favo-
» rable à la salubrité du sol. »

Endiguement du Gave. — Dans une catégorie de mesures à
prendre non moins importantes, mais d'une urgence moins démon-
trée, je placerai l'endiguement du Gave, dans sa portion comprise
entre Pau et Orthez. Ces travaux hydrauliques auraient pour résultat
immédiat, de faire disparaître les épanchements palustres et lacustres,
qui bordent les rives de la vallée, que sillonne le Gave de son cours
capricieux, et qui, en automne et en été, peuvent devenir des foyers
d'émanations morbifiques. L'endiguement du Gave, tout en répondant
à une indication hygiénique des plus efficaces dans ses effets, aurait
en outre l'avantage de transformer en terrains de culture des terres
immergées, des bas-fonds fangeux et pestilentiels. Je suis d'autant
plus porté à appuyer de tous mes vœux la réalisation de ces travaux,
que, dans un de mes derniers voyages en Italie, j'ai été en même
d'apprécier les beaux résultats que le Colmetage a réalisés en
Toscane (1).

Tel serait à mes yeux, Monsieur le Maire, le programme des indications hygiéniques à remplir, pour que notre ville déjà si privilégiée sous le rapport de la salubrité, offrît aux étrangers toutes les
conditions sanitaires qu'ils viennent y chercher. J'aurai terminé la
tâche, que mon ardent désir d'être utile à mon pays, et ma conscience
médicale m'inspirent, lorsque j'aurai succinctement signalé quelques

(1) On sait que l'on désigne aussi en agronomie cette opération qui con-
siste à exhausser un bas-fond, habituellement immergé, au moyen de
terres enlevées à des lieux plus élevés, et que l'on fait charrier et disposer
par les eaux elles-mêmes.

travaux d'embellissement à exécuter, travaux qui, sans rentrer directement dans le domaine de la salubrité, me paraissent néanmoins d'une certaine portée hygiénique. Leur réalisation serait un hommage rendu à la sagesse du poète latin :

« Omne tulit punctum qui miscuit utile dulci. »

Prolongation du Boulevard du Midi. — Au premier rang, je place la prolongation du Boulevard du Midi. Depuis longtemps objet de tous mes vœux, ce projet vient, me dit-on, d'être adopté en principe par l'administration. La place Royale, la terrasse du Château et le Parc se trouveraient ainsi reliés entr'eux par un magnifique balcon suspendu sur le Gave, et qui irait aboutir à la plaine de Billères. Des kiosques, des massifs d'arbres, des allées et des pièces d'eau fournies par le voisinage du Gave, feraient de cette lande inculte et déserte un délicieux jardin anglais, dans le style du bois de Boulogne, ou des Cascines de Florence. L'exécution de ces travaux d'embellissement serait particulièrement appréciée par les étrangers, qui pourraient, aux heures de la journée médicale, se promener à pied, à cheval, ou en voiture, sous les rayons vivifiants d'un soleil bienfaisant, et jouir du haut de cette merveilleuse terrasse d'un panorama exceptionnellement beau en Europe. En établissant une communication directe et facile entre la zône plein-sud de la ville, et les hauteurs de Billères, par les chemins qui conduisent au Château de ce petit village, ce boulevard aurait un avantage hygiénique inappréciable, car il permettrait aux malades qui habitent les quartiers Nord et Est de la ville, (Haute-Plante, Montpensier, Gassies, Porte-Neuve) de regagner leur domicile, sans avoir à craindre ces funestes transitions de température, qui les guettent en quelque sorte au passage au moment où, échauffés par un long exercice en plein soleil, ils pénètrent dans les rues étroites, et relativement froides de la ville. C'est là une des plus graves objections que je fais au séjour de Nice.

Je ne me dissimule pas la dépense considérable, que la construction de ce boulevard entraînerait : mais il y aurait, selon moi, un moyen certain d'en couvrir partiellement les frais, tout en réalisant un projet d'une incontestable utilité hygiénique pour notre ville : ce serait de convertir les grands vides compris entre la ligne perpendiculaire du mur de soutènement du futur Boulevard, et la ligne d'inclinaison, que décrit dans ce point la rampe naturelle du sol, en une longue rangée de Docks, ou vastes magasins, qui serviraient de dépôt ou d'entrepôt aux grosses marchandises, aux produits d'extraction de nos montagnes. Placés ainsi à proximité de la voie ferrée, qui les importe ou les exporte, nos fûts de vin, nos ardoises, nos bois de constructions, nos charbons et nos minerais ne viendraient pas encombrer l'intérieur de la ville, et lui enlever cette physionomie aristocratique, qui la distingue des villes purement commerciales et industrielles. Nous ne ferions du reste en cela qu'imiter ce qui a été pratiqué au port d'Alger, et sur une échelle plus restreinte, à Nice (Boulevard du Midi). Sans parler de l'aspect monumental, que présenterait cette belle galerie de magasins disposés en arceaux, la ville trouverait dans leur location un revenu net et assuré.

Je viens de mentionner la place Royale. Je saisis cette occasion pour exprimer le vœu, que l'administration débarrasse cette promenade du ridicule et disgracieux échaffaudage de bois, que six cantonniers distraits de leur service y transportent deux fois par semaine par pièces et morceaux, pour y placer la musique militaire. Il est vraiment indigne d'une ville, qui a bon droit se pique d'élégance et de bon goût, de rester en dessous de Nice, sa rivale qui, à l'exemple de Bade, Wiesbaden et Hambourg, a construit sur son jardin public un kiosque élégant et à poste fixe. La dépense exigée par ce pavillon serait promptement couverte par l'économie de main d'œuvre, que l'on réaliserait sur cette escouade de cantonniers, qui consacrent huit heures par semaine à cette singulière besogne. Les Eaux-Bonnes en ont bien un.

Dans un cadre plus étendu d'améliorations extra-urbaines, il serait bien à désirer que l'administration rendît plus accessible et plus carrossable cette verdoyante zône de collines, qui forme les premières assises de l'amphitéâtre Pyrénéen, et sur les croupes de laquelle se groupent de blanches et chatoyantes villas. Multiplier dans cette région les chemins de communication, adoucir les pentes de ceux actuellement en usage, y disposer de distance en distance des bancs rustiques et quelques abris contre le vent, faire en un mot un vaste jardin anglais de cette merveilleuse ceinture de verdure, au milieu de laquelle se trouve enchassée notre coquette cité ¯: Tel serait le moyen le plus sûr, et le moins dispendieux d'atteindre le but désiré.

Ici s'arrête, Monsieur le Maire, le programme des réformes que l'hygiène de la ville de Pau me paraît réclamer, et dont son avenir, en tant que résidence médicale, exige la prompte réalisation. Je donnerais de mes connaissances en Économie une bien médiocre opinion, si j'avais la folle pensée de demander la réalisation intégrale et immédiate de tout ce programme. La rapidité véritablement prodigieuse, et peut-être sans exemple, avec laquelle notre cité s'est accrue, a placé, je le sais, l'administration en face de nécessités financières inattendues, de dépenses imprévues, qui ont dû rompre momentanément l'équilibre de notre budget. Aussi est-ce l'exécution graduelle, et par ordre d'importance des différentes mesures hygiéniques signalées dans ce travail, que j'ai l'honneur de proposer à l'autorité municipale, et de placer, Monsieur le Maire, sous l'intelligent patronage de votre zèle administratif.

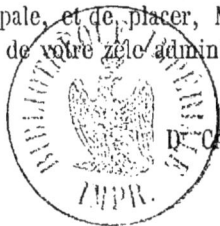

D⁏ CAZENAVE DE LA ROCHE.

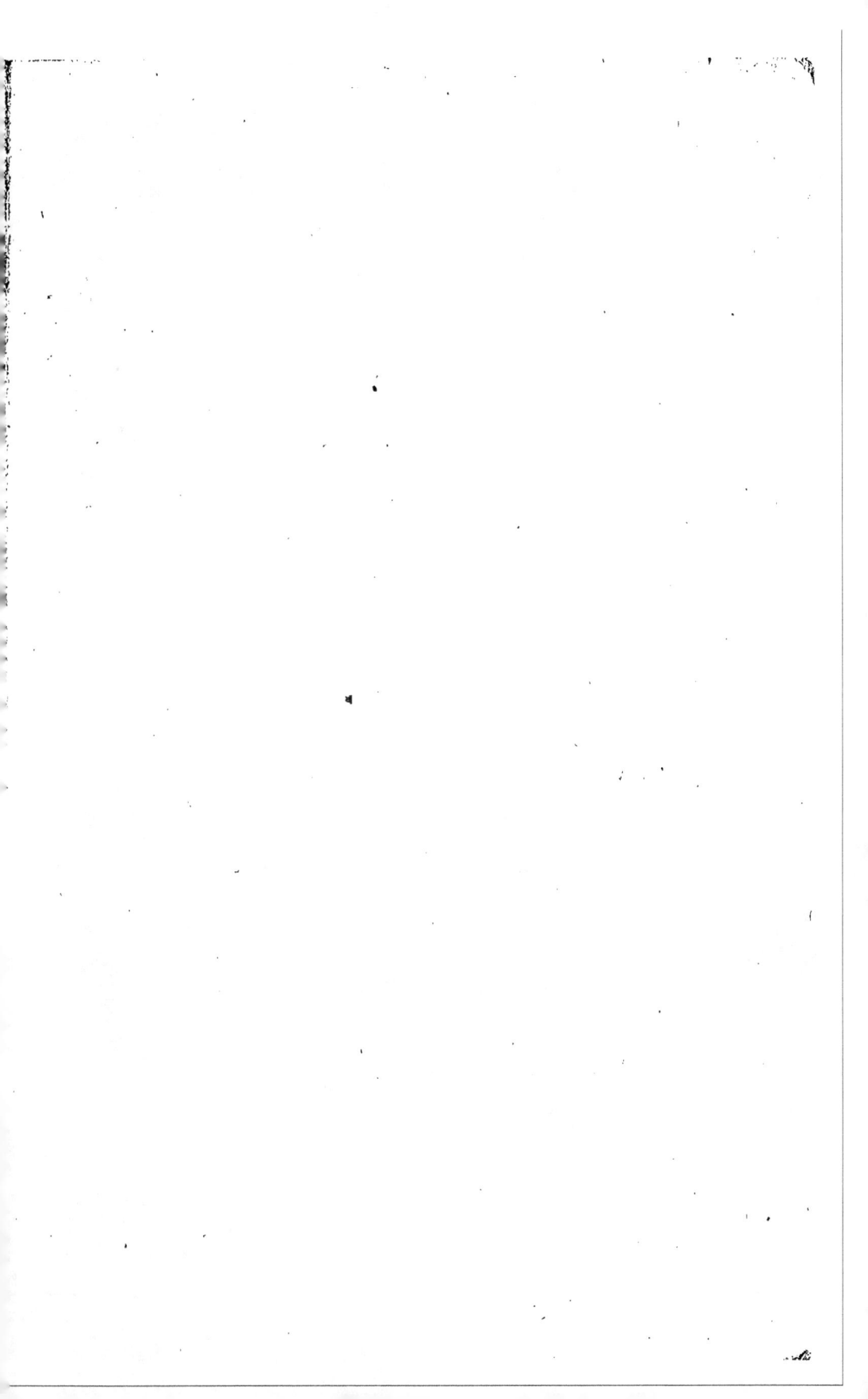

BIBLIOTHEQUE NATIONALE DE FRANCE

3 7531 03988483 9

www.ingramcontent.com/pod-product-compliance
Lightning Source LLC
Chambersburg PA
CBHW060513200326
41520CB00017B/5029